안녕,
간호사

안녕, 간호사

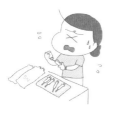

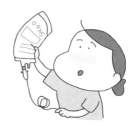

| 류민지 글 · 그림 |

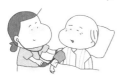

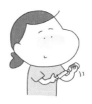

랄라북스

간호사를 꿈꾸는 이들에게

　간호사를 하다 보면 공통적으로 느끼게 되는 어려움이 있다. 식사시간을 거르면서 발에 불이 나도록 뛰어다니고, 시간 외 근무를 하며, 아침에 출근해서 저녁 늦게 퇴근을 하는데도 선배들에게 야단맞기 일쑤였다. 환자들로부터는 불평이 쏟아졌다. 힘들다 한마디로 표현할 수 없는 일들을 누군가와 나누면 위로가 될 것 같았다. 글은 자신이 없어 그림을 그리고 SNS에 올렸다. 부족한 그림인데도 많은 사람들이 공감해주었다. 각자 다른 곳에 근무하고 있지만 같은 마음인 것이 신기했다. 간호사가 아닌 사람들도 그림이 귀엽고 밝다며 호응을 해주었다. 나만 힘든 게 아니라는 생각이 가장 큰 위로가 된다는 것을 알았다. 나 또한 그들의 관심과 공감이 위로가 되어 계속 그림을 그릴 수 있었다.

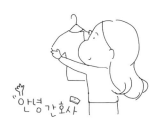

    간호사가 아닌 사람들에게도 우리가 어떤 일을 하는지 알려주고 싶었다. 무엇보다 간호사를 꿈꾸는 사람들에게 도움이 되고 싶었다. 구체적으로 어떤 일을 하는지도 모르고 간호사를 꿈꾸는 학생들이 많다. 간호사가 되고나면 마냥 행복한 삶이 펼쳐지는 게 아니라 이러한 고충으로 힘들 것이다, 라는 걸 이 책을 통해 예습할 수 있으면 좋겠다. 보람되고 아름다운 모습을 더 많이 보여줘야겠지만, 간호사의 현실을 있는 그대로 보여줘야 좀 더 신중하게 간호사의 길을 선택하지 않을까 하는 생각에 상대적으로 고충을 더 많이 그렸던 것 같다. 하지만 간호사라는 직업이 얼마나 중요하고 귀한 일인지도 보여주고 싶었다. 가볍게 읽을 수 있지만 기억에 남는 책이 되길, 누군가에게 작은 노움이 되고 위로가 되는 책이 되길 바란다.

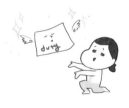

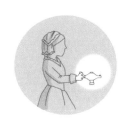

2부 **신규 간호사**

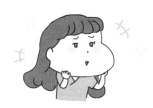

3부 **안녕, 간호사**

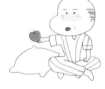

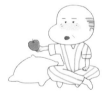

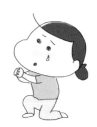

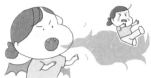

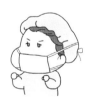

1부

학생간호사

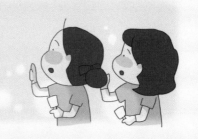

간호사를 꿈꾸다

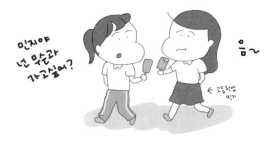

고등학교에 진학할 때까지
장래희망을 정하지 않았다.

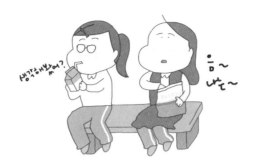

3학년이 되고나서야
진지하게 생각하게 되었는데

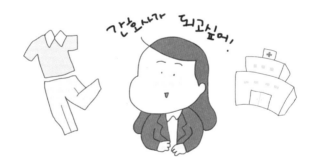

깔끔한 병원에서 유니폼을 입고 일하는
간호사가 떠올랐다.

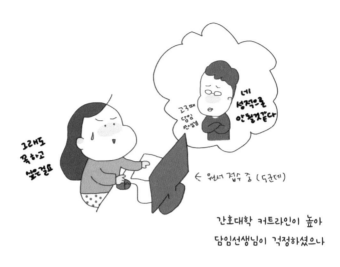

간호대학 커트라인이 높아
담임선생님이 걱정하셨으나

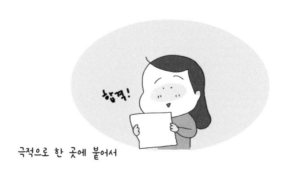

극적으로 한 곳에 붙어서

간호사의 길에
첫 도약을 하게 되었다.

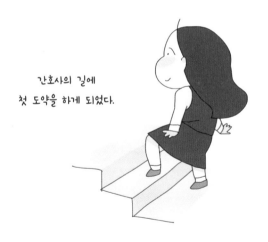

간호대학

간호대학은 학사일정이 빠듯하여
수강신청 전쟁은 없다.

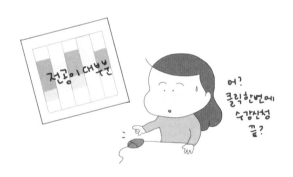

미리 짜여있는 시간표가 있어
클릭만 하면 수강신청이 끝난다.

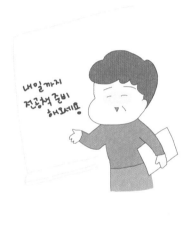

내일까지
전공책 준비
해오세요

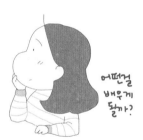

어떤걸
배우게
될까?

오리엔테이션을 들어도 어떤 걸
배우게 될지 감이 잡히지 않았다.
하지만 두려움보다 기대감이 더 컸다.

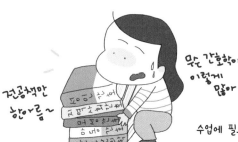

수업에 필요한 교재를 다 사고나니
무슨 간호학이 이렇게 종류가 많은지
전공책만 한 무더기가 되었다.

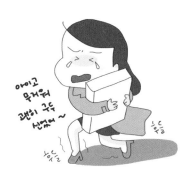

전공책(주로 올컬러 하드커버 800페이지 이상. 심한 것은 2,000페이지에 달한다.)을
한 손에 안고 우아하게 등교하기란 쉽지 않았다.
구두라도 신은 날이면 더더욱.

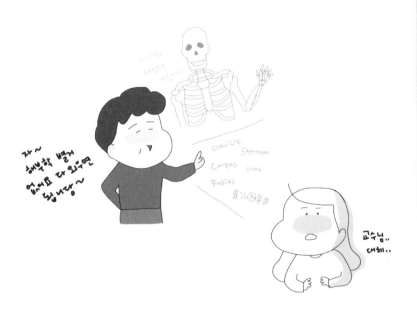

그렇게 시작된 수업은 가히 충격적.
해부생리학 수업을 온전히 알아듣기까지는
많은 시간이 필요했다.

한 학기

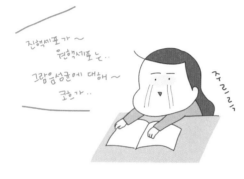

생전 처음 듣는 내용의 강의를
2시간 정도 듣고 나면

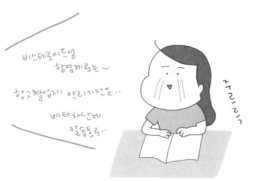

그 다음 수업도 2시간 동안
생소한 내용으로 이어진다

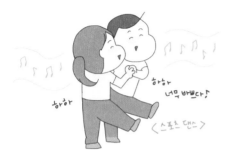

쉴틈 없는 일정 속에서도
교양학점은 꼭 필요하기 때문에

그나마 교양 수업이
아픈 머리를 식힐 수 있는
유일한 시간이었다.

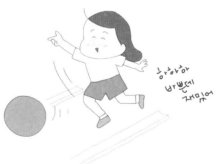

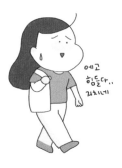

정신없이 한 학기를 보내고 나면

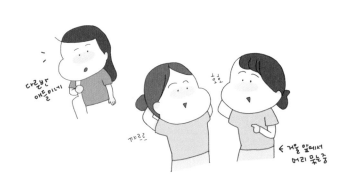

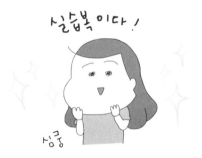

실습복 이다!

싱쿵

실습 수업이 찾아온다.

실습복

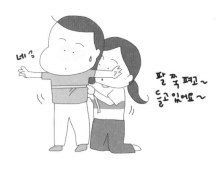

네?

팔 쭉 펴고~
들고 있어요~

바로 실습복을 입고 실습하진 않는다.
우선 신체사이즈 측정을 마치고 나면

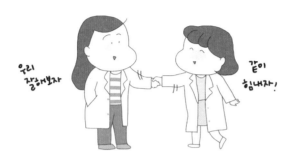

우리
잘해보자

같이
함내자!

랩가운(흰가운)을 입고 먼저 실습을 하게 된다.
이때 두 명씩 짝을 지어 실습을 하게 되는데
이 실습파트너는 학교에서 하는 실습 모두를 함께 하게 된다.

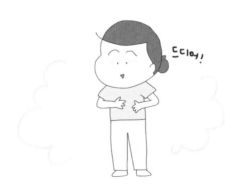

드디어!

신체사이즈 측정한 것이 잊혀질 때쯤
완성된 실습복을 입고 실습할 시기가 온다.

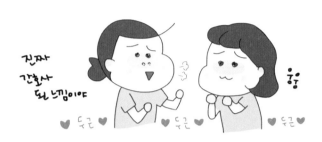

이때 학생간호사들은 정말 간호사가 된 것 같은
기분에 다소 들뜨게 된다.

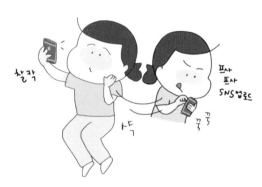

머리망을 하고 실습복을 입은 자신을
보고 또 보고, 사진을 찍어 SNS에 올리기도 한다.

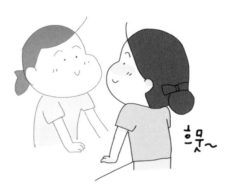

흐뭇~

이 모습으로 일하게 될 자신을 그려보며
벅찬 마음으로 실습에 임하게 된다.

실습 수업

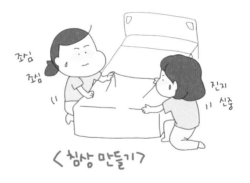

짜증
짜증

진지
신중

〈 침상 만들기 〉

파트너와 함께
침상 하나를 배정받아 실습을 하게 된다.

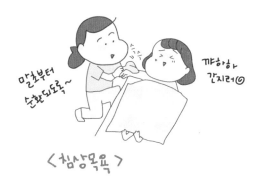

< 침상목욕 >

모든 실습은 파트너와 함께하게 된다.
서로가 대상자가 되어 번갈아가며 실습을 하게 되는데
때로는 서로의 반나체 상태를 보기도 하고

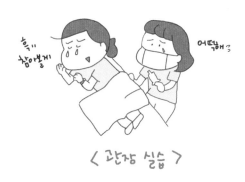

< 관장 실습 >

은밀한 곳(?)까지 보게 된다.

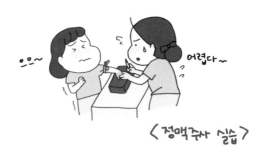

실수와 아픔도 서로 공유하며

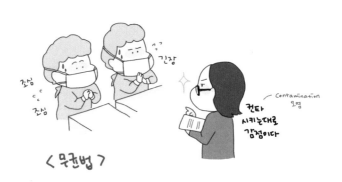

시험도 항상 두 명이 같이 들어가서 보게 된다.

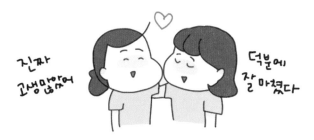

진짜
고생많았어

덕분에
잘 마쳤다

온갖 고생을 같이 하고 나면
실습파트너와 돈독한 사이가 된다.

나이팅게일 선서식

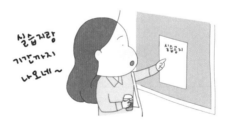

실습거랑
기간까지
나오네~

실습공지

학교에서 하는 실습이 끝나고 나면
실습 공지대로 실습지에 나가 실습하게 된다.

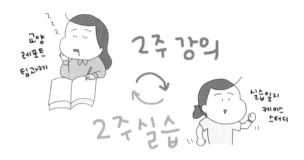

한 달을 2주 강의, 2주 실습으로 보내게 된다.
(순서는 반별로 다름)

* 커리큘럼은 학교마다 다를 수 있음

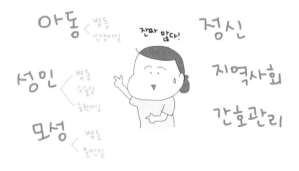

각 간호와 관련된 부서를 가야 하기 때문에
방학까지 동원하여 실습하게 된다.

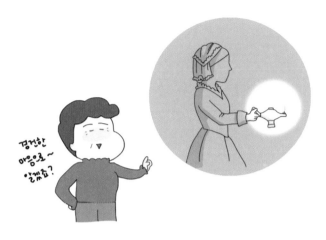

경건한
마음으로~
알겠죠?

병원 실습을 나가기 전 간호학과의 중요한 의식,
교수님의 지도하에 '나이팅게일 선서식'을 하게 된다.

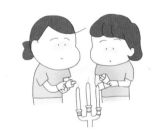

학생들은 차례로 강단에 나와 경건하게 촛불을 밝힌다.

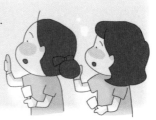

나는 일생을 의롭게 살며...

촛불은 주변을 비추는 봉사와 희생정신을,
입고 있는 가운은 이웃을 따스히 돌보는 간호정신을 상징한다.

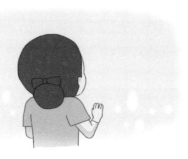

선창하는 선배를 따라 선서문을 읽으며
앞으로 있을 실습에 임할 마음가짐을 새로이 하게 된다.

바이탈 머신

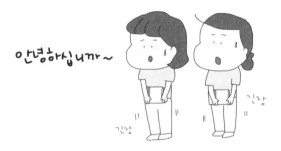

안녕하십니까~

긴장

긴장

선서를 마치면 병원 실습을 가게 된다.
한 부서당 한 명 내지는 두 명씩 가서
2주 동안 실습을 하게 된다.

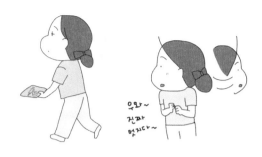

현장에서 일하고 있는 간호사 선생님을 보며
나도 얼른 RN 휘장을 달고 멋진 간호사가 되고 싶다고
다시 한 번 마음을 다잡았다.

* RN휘장 : Registered Nurse
공인 등록된 간호사라는 뜻으로 간호사임을 뜻하는 배지
(간호사와 비의료인의 구분을 위해 배지를 달고 일하는 병원도 있다.)

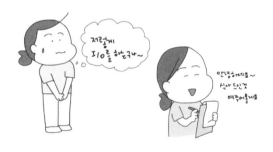

학생간호사들은 무엇보다 임상 현장에서 일하는 간호사 선생님 뒤에
서서 지켜보며 실제로 어떻게 간호를 하는지 배우게 된다.
한 실습지에서 볼 수 있는 것이 한정되어 있기 때문에 학교에서 체크리스트를 주고
배운 것을 체크하며 확인하도록 하는 경우도 있다.

* I/O = Input/Output : 섭취량/배설량 체크

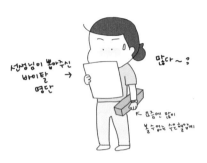

학생간호사가 할 수 있는 가장 중요한 일이자 많이 하게 되는 '활력징후 측정'
정규측정 시간에 따라 병동 내 모든 환자들을 측정해야 한다.

* 바이탈(Vital) : Vital Sign. 활력징후(호흡, 체온, 심장 박동 등)를 측정하는 것.
보통 병동은 듀티마다 1번씩 측정하고 그 외 환자상태에 따라 더 많이 하는 경우도 있음

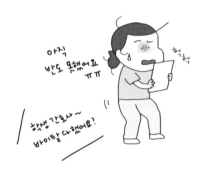

서투른 손으로 명단에 적힌 사람들을 시간 내 측정하기란 정말 어렵다.
하지만 어느 곳에 실습 나가게 되어도 하게 되는 것이 활력징후 측정이기 때문에
실습을 하다 보면 정확하고 빠른 '바이탈 머신'이 된다.

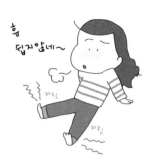

폭풍 같은 시간을 보내고 나서 집에 오면
활력징후 측정의 여파로 퉁퉁 부은 다리와 아픈 어깨 때문에 고통스럽지만

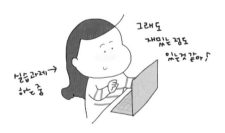

하지만 하루가 다르게 많은 일들이 생기는 임상을 지켜보며
소소한 재미를 느낀다.

두근두근 학생간호사의 실습생활

I, 2학년 때는 실습파트너와 함께 실습을 하고
각 병원으로 무작위 배정을 받아 실습을 나가게 된다.

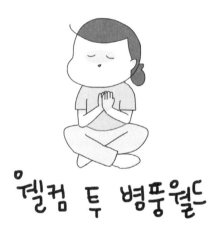

웰컴 투 병풍월드

설렘 반 기대 반으로 병원에 오지만 막상 눈 앞에 열리는 건
웰컴 투 병풍 월드...

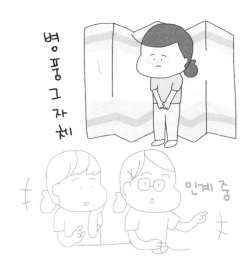

뻥뻥그자체

인계 중

인수인계 중에
인계를 들으며 서 있어야 함.
근데 거의 들리는 것은 없고
한참 졸릴 시간이라서
학생들에게는 고문인 시간

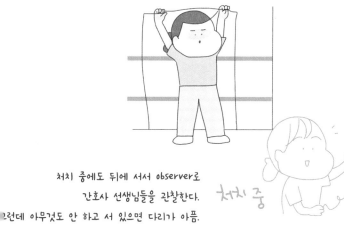

처치 중에도 뒤에 서서 observer로
간호사 선생님들을 관찰한다.
그런데 아무것도 안 하고 서 있으면 다리가 아픔.

처치 중

* observer : 참관인

남들이 일하는 일터에 배우러 온 입장이기 때문에
최대한 거슬리지 않도록
병풍 생활을 해야 한다.

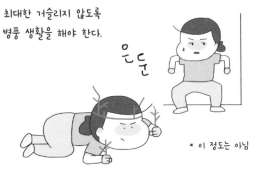

은둔

* 이 정도는 아님

물론 서 있기만 하는 건 아니다.
가장 많이 하는 건 폭풍 Bed making!
(침상 정리, 시트갈기)

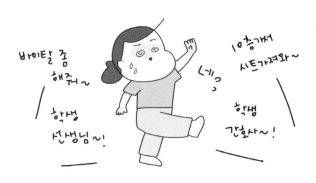

바이탈 좀
해줘~

학생
선생님~!

네~

10층개서
시트가져와~

학생
간호사~!

부르면 부르는대로 달려나간다.
서있는 시간 반, 달리고 있는 시간 반.

불리우는 방식도 다양하다.
학생아, 학생선생님, 학생간호사님....

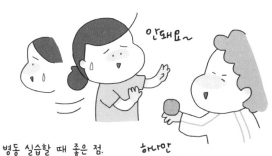

병동 실습할 때 좋은 점.
마음씨 좋은 환자 분, 보호자 분이
이것저것 먹을 것을 챙겨주시기도 함.

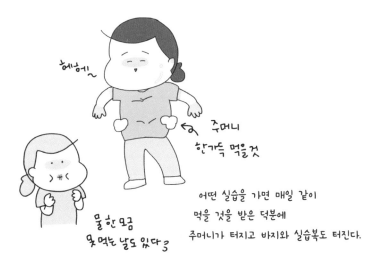

어떤 실습을 가면 매일 같이
먹을 것을 받은 덕분에
주머니가 터지고 바지와 실습복도 터진다.

실습지마다 다르고 병동마다 달라서 매번 먹을 것을 받는 것은 아님.
먹을 것을 받는 건 실습 중 소소한 환기구(?) 정도이다.

그래도 나는 실습하면서 나의 롤모델을 만났고,
선생님들을 보며 간호사의 꿈을 키웠다.

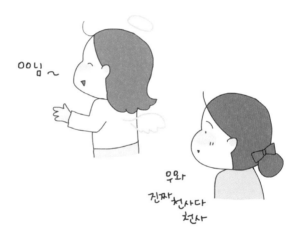

OO님 ~

우와
진짜 천사다
천사

머리는 머리망 때문에 구불구불해지고 화장은 다 지워졌지만,
후에 내가 그 자리에 있을 생각을 하면 힘이났다.
그렇게 마음을 다지며 실습했다.

선생님들 치킨 먹으면 왠지 모르게
설레는 내 마음....

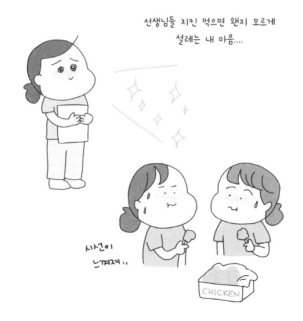

시선이
느껴져 ..

CHICKEN

실습 후에 오는 것

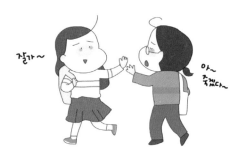

해야 할 실습은 왜 이렇게 많은지...
실습만 해도 힘든데 실습하랴 과제하랴
정신없는 학사일정을 보내게 된다.

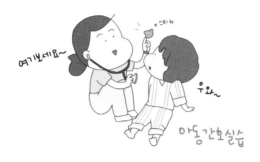

어떤 곳에서 실습하는지에 따라서 하는 일도, 과제도 다르다.
대상자가 성인이 아닌 소아인 경우 활력징후 정상수치도 다르고
소아용 혈압기와 청진기를 사용해 심첨맥박을 귀로 들어 측정해야 한다.

* 심첨맥박 : 심장부위에서 청진

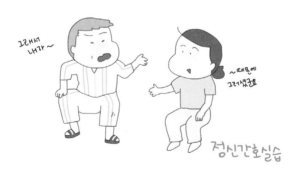

다른 실습과 다르게 정신간호 실습같은 경우는
치료적 의사소통을 통해 간호문제 해결을 해야 하기 때문에
주로 자리에 앉아서 대상자와 면담하는 방식을 실습하게 된다.

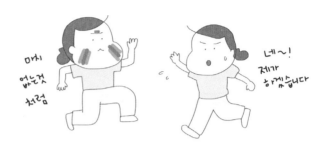

수많은 실습지를 거치며 눈치는 이미 100단
학생간호사를 부르는 작은 소리에도 칼같이 반응하게 된다.

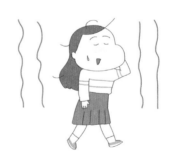

드디어 모든 실습이 끝나갈 즈음이면
안도의 한숨을 돌릴 틈도 없이

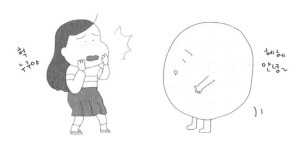

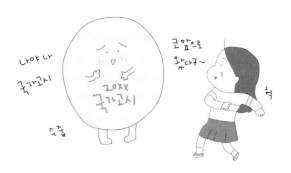

국가고시가 코앞으로 다가오게 된다.

면접과 합격

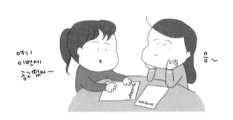

빠르면 6~7월부터 대학병원 신규 간호사 모집이 시작된다.
공채 지원에는 중복지원을 막기 위해 교수 추천서가 필요하기 때문에
정말 지원하고 싶은 병원을 정하고 지원서를 작성해야 한다.

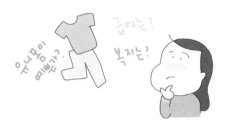

삼교대 출퇴근이 가능한 거리에 위치해있는지, 급여는 어떤지, 유니폼이 예쁜지(?)
등 여러 가지 기준을 두고 심사숙고해서 결정하게 된다.
나의 경우에는 접근성이 가장 좋은 병원을 최우선으로 생각하여 지원하였다.

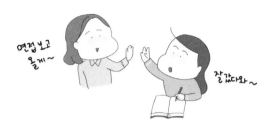

병원마다 일정이 천차만별이라서 강의나 실습 중에 면접을 보러 가기도 하고
2학기 시작 전에 이미 합격 통지를 받고 마음 편하게 국가고시 준비를 하기도 한다.

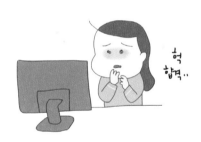

다행히도 나는 처음으로 입사원서를 접수한 병원에서 합격 통보를 받았다.
여러 곳을 지원하고 면접으로 본 후에도 국가고시를 보기 전까지
합격하지 못하는 경우도 더러 생기는데,
심적으로 부담감이 배가 되어 힘들어하는 모습을 많이 봤다.

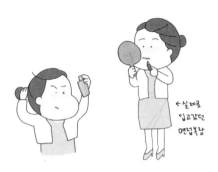

←실제로
입고갔던
면접복장

면접 당일, 메이크업 숍을 가서 면접을 준비하는 친구들도 많았지만
나는 익숙한 화장이 더 자연스러울 것 같아 스스로 머리 세팅과 화장을 했다.
대부분 흰색 블라우스에 검은 정장을 입고 응시를 하는데,
똑같은 복장은 경쟁력이 없을 것 같다는 생각에
하늘색 정장 원피스에 인디핑크색 구두를 신었다.
(보수적인 병원에서는 선호하지 않을 수 있으니 주의.)

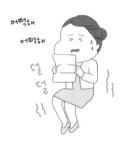

어떡해
어떡해

덜
덜

면접 전 의학용어 시험을 본 후 자기소개서와 예상 질문을 달달 외우는데
전혀 머리에 들어오지 않고 온몸이 떨릴 정도로 긴장이 많이 되었다.

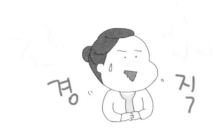

경직

긴장한 채로 웃는 표정을 유지하려 하니
입꼬리는 부자연스럽게 경련이 일어나고 얼굴은 회색이 되어갔다.
다행히 어려운 질문은 받지 않아 막힘없이 대답할 수 있었다.

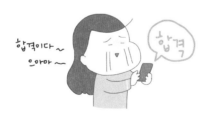

합격 통지 문자를 받고 어찌나 기쁘던지!
원하는 병원에 갈 수 있어서 정말 행복했다.
그렇게 병원 합격 후 국가고시를 보게 되었다.

수능보다 더한 국가고시

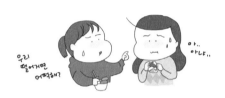

국가고시 전 특강, 모의고사가 있어

방학이 되어도 도서관에서 살다시피 하며 공부했다.

해야 할 과목은 많고 시간은 없고 하니 대부분 불안한 마음으로 시험을 준비한다.

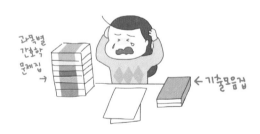

각 과목당 대한간호협회에서 나온 문제집들도 다 못 풀었는데,

시험은 기출 문제에서 나온다 하니 기출문제집도 풀어야 하고, 시험은 점점 가까워 오고...

혹여나 내가 미처 다 끝내지 못하고 시험을 보게 될까 봐 너무 두려웠다.

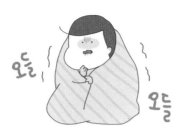

독서실에서 공부하고 돌아오면 막연한 불안감에
잠도 제대로 못 잔 날도 많았다.

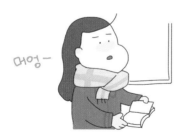

그렇게 불안한 하루하루를 지내다 보니 시험날이 다가왔다.
나는 시험 보는 장소가 아주 멀었기 때문에
학교에서 대절해준 새벽 버스를 타고 시험장으로 향했다.

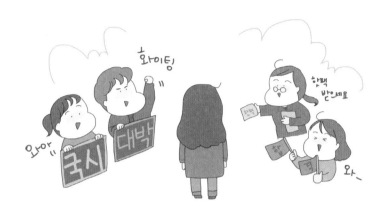

버스에서 내리니 눈 앞에 펼쳐진 진풍경.
수능보다 더한 열기로 각 학교에서 학생들, 교수님들이 응원을 나와주었다.

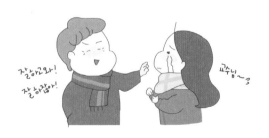

지도 교수님도 아닌데 응원 나오신 우리 학교 교수님을 보니 왜 눈물이 나는지.
교수님 또한 불안한 학생들을 다독이고 손잡아 주며 응원해주셨다.

결과 발표

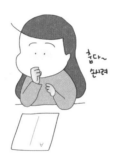

1월 중순의 아주 추운 날씨였던 국가고시날.
시험장 안까지 한기가 가득해서 핫팩 없이는 손이 얼 정도였다.

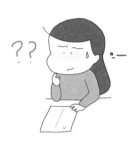

아예 모르는 문제보다 헷갈리는 문제가 훨씬 많았기 때문에
다 풀고 나서도 후련한 마음이 들지 않았다.
주변에서 말하던 불합격이 혹시나 내가 되지 않을까 하는 불안한 마음이 들었다.

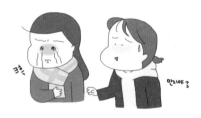

시험을 보고 나오는 길에 친구와 법규 문제로 서로 답을 맞춰보았는데,
답이 거의 달랐다.
(나중에 알고 보니 A형, B형 문제지의 차이.)
눈이 엄청 많이 내리던 날이었는데 내리는 눈 만큼 펑펑 울었다.

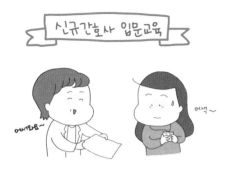

신규간호사 입문교육

국가고시가 끝나면 신규간호사 입문교육이 바로 시작된다.
입사 차수에 따라 다르지만,
공채로 들어간 나는 1차로 시작하여 쉴 틈 없이 교육이 진행되었다.

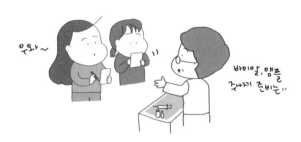

실제로 일을 시작하기 전에 필요한 필수 지식과 기술을 익히는 교육으로
학생 때 배우는 것보다 훨씬 더 어렵고 낯선 것들 투성이였다.
가르쳐 주시는 선생님들 또한 교육생들을 학생이 아닌
간호사로 대해주셔서 부담과 책임이 느껴졌다.

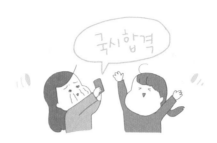

교육을 한참 듣던 중 기다리고 기다리던 국가고시 결과발표 문자가 날아왔다.
국가고시 성적을 입사 기준으로 삼는 병원도 있어 국시원에서
과목별 성적 및 평균을 조회할 수 있게 되어 있는데 나중에 확인해보니
걱정과 다르게 상당히 고득점으로 국가고시를 통과했더랬다.

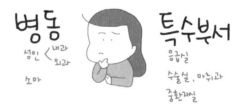

병동
성인 < 내과
       외과
소아

특수부서
응급실
수술실, 마취과
중환자실

교육이 마무리될 즈음 희망 발령부서를 결정하게 된다.
학생 때 했던 실습기억을 되살려 내가 가고 싶었던, 혹은 좋았던 부서를
1지망, 2지망 종이 서식에 작성해 제출하면 지망을 반영하여 발령을 내준다.
나는 병동에서 실습한 기억이 유난히 좋아 내과병동을 지망했다.

* 병원마다 다를 수 있음

꿈이 이루어지는 순간

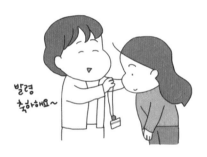

발령
축하해요~

나는 원했던 내과병동으로 가게 되었다.
교육 마지막 날 발령부서 수간호사 선생님이
직접 사원증을 목에 걸어주며 환영을 해주셨다.

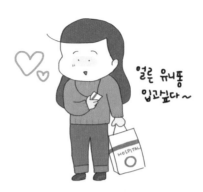

얼른 유니폼 입고싶다~

내 사진과 이름이 새겨진 사원증과 병원마크가 그려진 쇼핑백에
유니폼을 담아 들고 집에 가는 길이 얼마나 뿌듯하던지.

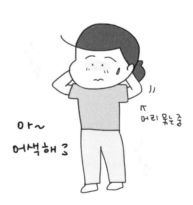

아~
어색해 3

머리 묶는 중

실습 왔을 때 봤던 멋진 유니폼을 내가 입게 되던 날, 어찌나 어색하던지.
아직 학생간호사 실습복이 더 익숙한 건 당연한 일이었다.

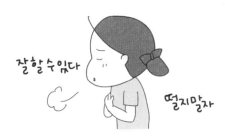

탈의실에서 병동으로 가면서 떨리는 마음을 붙잡고
'잘 할 수 있다'고 계속 되뇌었다.

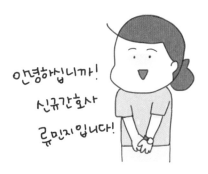

그토록 원하던 간호사의 꿈이 이루어지는 순간이었다.

2부

신규 간호사

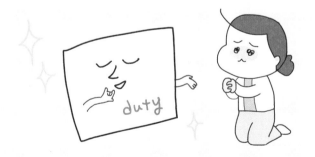

신규간호사의 하루

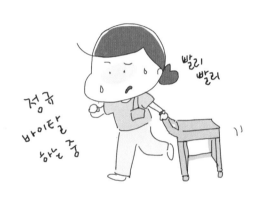

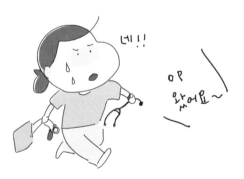

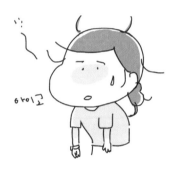

아이고

OP : Operation(수술)의 약자. 수술 다녀온 환자는 병실 침대로 옮기고, 활력징후 측정 등 수술 후 간호를 시행하게 된다.

신규간호사와 학생

항상 쫓아 다니기만 하던 내가 막상 선생님이 되고 보니

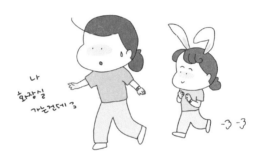

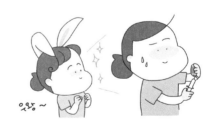

내가 좋은 본보기가 될 수 있을까 하는
생각에 괜시리 부담이 된다.

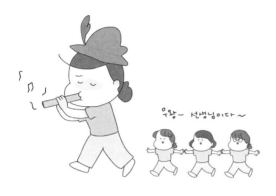

무슨 피리 부는 사나이도 아니고
내 뒤로 학생간호사들을 줄줄~

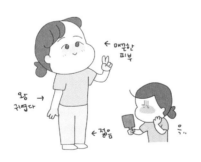

내가 학생일 때는 늘 쩔어 있었는데
요즘 학생들을 보면 왜 이렇게 내가 못나보이는지....
연차가 쌓일수록 자괴감이 커진다.

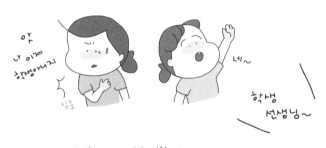

막 입사하고 신규로 일할 땐
선생님이라는 호칭보다 학생이라는 호칭에 먼저 반응해서
같이 대답하기도 하고

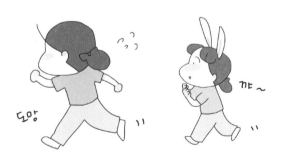

학생들의 시선을 피하며 사라지기도 했다.

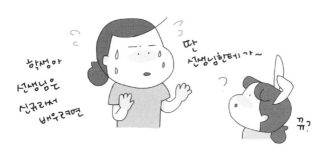

왜냐하면 나한테는 아직 배울 게 없으니까...!

간호사 선생님과 학생

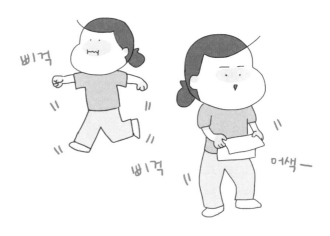

신규를 벗어나도 학생들 앞에 설 순 있지만 여전히 얼음 같이 굳어버리게 된다.
보고 있으면 더 실수하고....

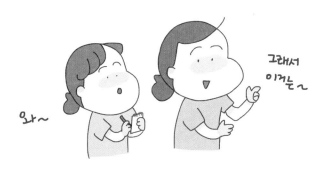

이제는 여유가 생겨서 먼저 말도 걸고
가르쳐 줄 수 있는 걸 많이 가르쳐 주려고 노력한다.
학생 간호사들을 보고 있으면 내 학생 시절이 떠올라서.

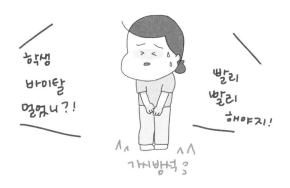

실습지에서 차갑게 대하는 선생님을 대할 때면
되려 주눅 들어서 그 실습지에서는 질문도 못했었던 기억이 많다.

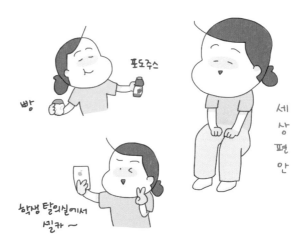

포도주스

빵

세상편안

학생 탈의실에서
셀카~

마음대로 의자에 앉을 수도 없었기 때문에
선생님들의 "앉아있어요" 한마디에 앉아서 쉴 수 있었고
"이거 먹어요" "들어가서 쉬어요"하는 말에 탈의실에서 맛있는 것도 먹고
셀카(실습 나오면 왠지 모르게 찍게 됨)를 찍거나 했다.

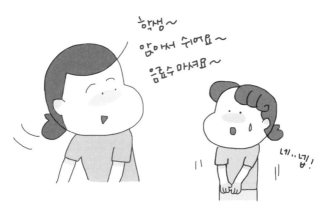

학생~
앉아서 쉬어요~
음료수 마셔요~

네..넵!

그래서 아직은 부족한 선생님이지만

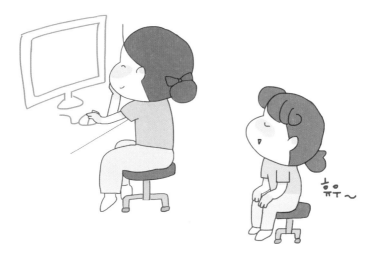

내가 할 수 있는 한 학생 간호사들에게 좋은 선생님이 되고 싶다.

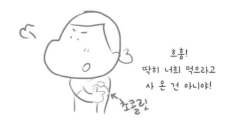

흐흥!
딱히 너희 먹으라고
사 온 건 아니야!

초콜릿

뭘 적는 거지?

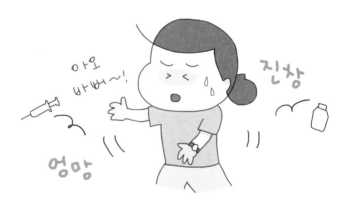

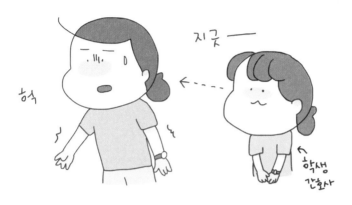

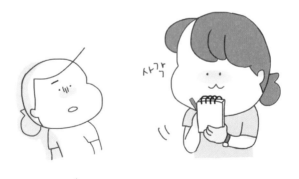

몰 적는거지..?

간호사 유니폼, 알고 보면 다양해요

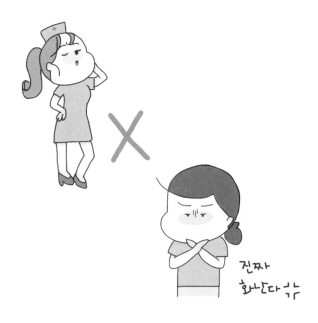

진짜
화난다ㅋ

흔히 '간호사' 하면 떠올리는 이미지!
진짜 화난다ㅋ
이런 원피스 안 입는다고....

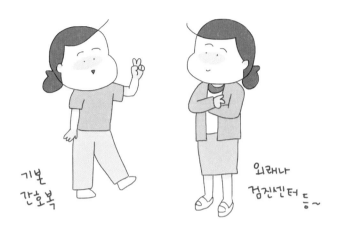

기본
간호복

외래나
검진센터 등~

병동 간호사들은 깔끔하고 활동하기 편한 간호복 유니폼을 입는다.
단색이 기본이고 무늬가 들어간 유니폼도 있으며,
아동병동인 경우 앞치마까지 입기도 한다.

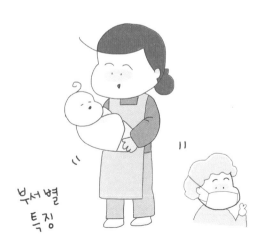

부서별
특징

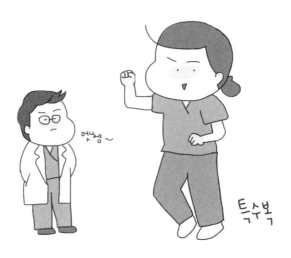

특수복

엇헴~

중환자실, 응급실 등 특수부서는 병원에서 세탁해서 주는 특수복을 입는다.
체위변경이나 심폐소생술 등 활동하기에 편하게 넉넉하고 고무줄로 되어있음.

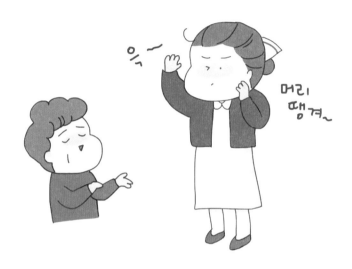

고수님이 수업 중에 얘기해주시길,
옛날 옛적에는 앞머리도 다 핀으로 고정해서 젤을 발라 머리를 올리고
캡까지 핀으로 고정한 머리에, 활동도 불편한 치마로 된 유니폼을 입었다고 한다.

3교대근무 듀티표, 그것은 신세계

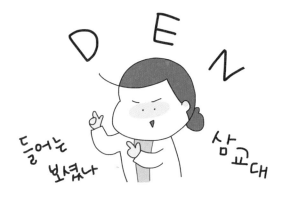

D E N

간호사는 크게 데이/이브닝/나이트 이렇게 3교대
혹은 2교대를 한다.

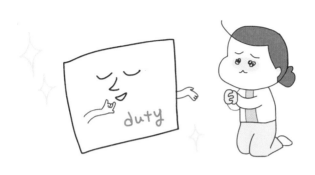

병동 수간호사 혹은 책임 간호사가
한 달/2주 단위로 병동에 속한 간호사들의 근무를 짠 근무표(duty표)를 짜 놓으면
그 스케줄대로 한 달을 지내게 된다.

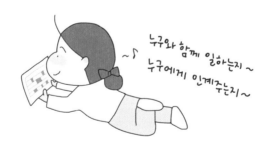

~♪ 누구와 함께 일하는지 ~
누구에게 인계주는지 ~

근무표가 나오면 내가 신청한 오프(쉬는 날)가 나왔는지,
이번 달은 오프가 몇 개인지, 어떤 선생님과 함께 근무가 겹치는지
형광펜으로 그어 확인한다.

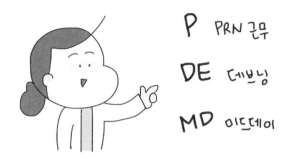

P PRN 근무

DE 데브닝

MD 이드데이

크게 나눈 데이, 이브닝, 나이트 말고도
P, DE, ME 등 다양한 근무 형태가 존재한다.
병원마다 근무 시간은 천차만별이고 그에 따른 수당도 다 다르다.

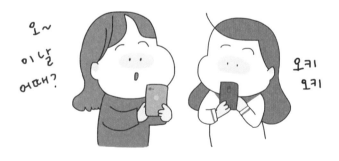

오~
이날
어때?

오키
오키

요즘엔 간호사들을 위한 근무표 공유 어플도 있어서
같은 간호사 친구들끼리 공유하며 오프가 겹치는 날을 찾아 약속을 정한다.

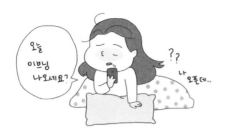

듀티표에 나온대로 다 쉴 수 있으면 좋으련만...
누군가 아파서 결근하게 되면 누군가는 그 근무를 메꾸어야 하기 때문에
급 출근하게 되는 경우도 많다.
(놀랍게도 무단 결근이 정말 많음)

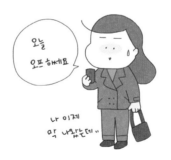

그와 반대로 병동내 환자들이 줄면 근무자를 줄이기도 하는데
이건 응급 오프로 이어진다.
나갈 준비 다 해서 집 문앞을 나서는데 문자 받으면... 딥 빡침.
급하게 약속을 잡으려 해도 다들 이미 약속이 있거나 바쁘다ㅠㅠ

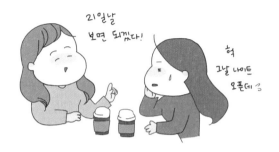

간호사가 아닌 친구들과 만날 때는
달력 어플로 쉬는 날을 공유해서 약속을 잡는 편인데,
'나이트 오프' 때 만나자고 하는 경우가 더러 있다.
그럴 때는 나이트 오프는 진정한 오프가 아님을 친히 설명해 준다.

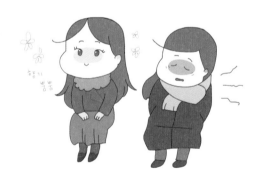

나이트 근무는 보통 밤 10시부터 시작해서 아침 7시에 끝나는데
7시에 일을 마치고 집에서 쉬는 것부터가 오프의 시작이다.
반짝반짝한 출근 피플들 사이에서 화장이 다 지워진 페인 몰골로 퇴근을 하게 됨...
나이트 오프는 '잠을 자기 위해 주는 시간'이나 마찬가지.

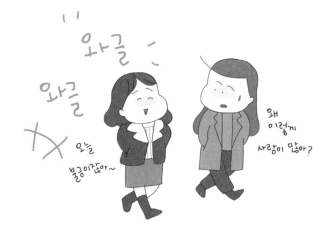

상근직처럼 주말에만, 공휴일에만 쉬는 게 아니라
근무표대로 쉬기 때문에(대부분 평일) 요일, 날짜 감각이 무뎌지게 된다.
오랜만에 밖에 나갔는데 사람이 너무 많아서 물어보니 불금이라던가...

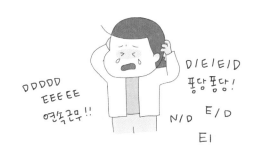

연속 근무 다섯개가 이어지면 몸은 지칠대로 지쳐 파김치가 되는데
데이/오프/이브/오프/이브/오프/데이 같은 '퐁당퐁당' 근무
나이트/오프/데이, 이브/오프/데이 같은 '신체 리듬 파괴' 근무를
하다보면 정신까지 이상해질 것 같다.

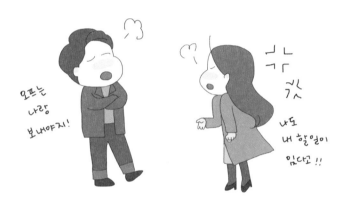

빡세게 돌아가는 근무 탓에 남자친구 만들기도 힘든데
남자친구가 생겨도 오프 아니면 만날 시간이 없고
오프가 있어도 짧리고, 기념일 등 원하는 날에 오프를 받을 수 없는 등
(원하는 날짜로 오프 신청을 하려면 어느 정도 연차가 쌓여야 함)
여러가지 이유로 싸우고 헤어지는 경우도 많다.

간호사 커플들
힘내세요!

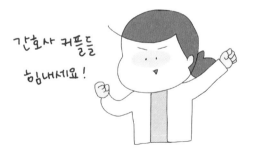

성공의 날

IV line 성공한 날

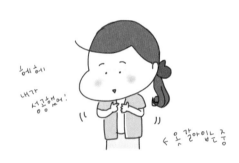

헤헤
내가
성공했어!

← 옷 갈아입는 중

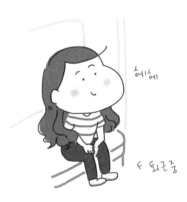

헤헤

← 퇴근중

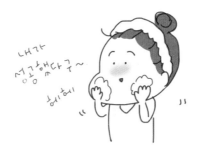

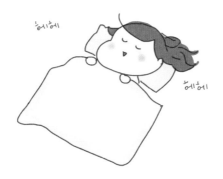

IV line을 한번에 성공하면 잠들 때까지 뿌듯하다.

괜찮아, 잘하고 있어

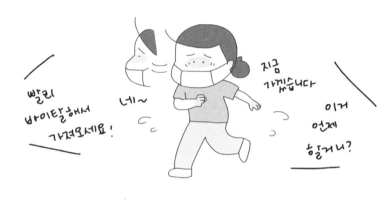

트레이닝이 끝난 지 얼마 되지 않아
허덕이며 일하고 있을 때

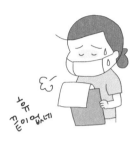

가는 시간을 붙잡고 싶을 정도로
왜 이렇게 시간이 빨리 가는지
부담과 압박에 너무 힘들었다.

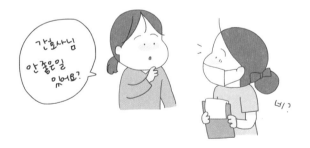

재원기간이 꽤 길었던 환자의
보호자가 지친 나에게 말을 걸었다.

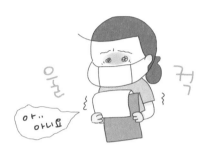

그 한마디에 꾹 참았던 서러움이
울컥 올라왔다.

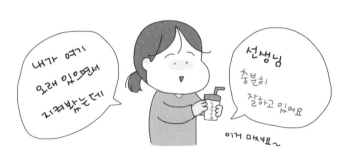

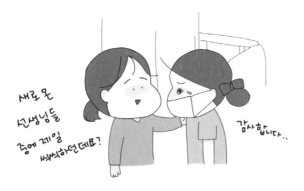

새로온
신성님들
중에 제일
씩씩하던데요?

감사합니다..

눈물 흘리는 나를 커튼 안쪽에서
다독여주던 보호자의 격려를
아직까지 잊지 못한다.

안녕, 간호사

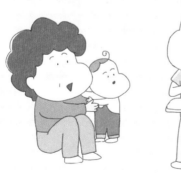
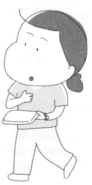

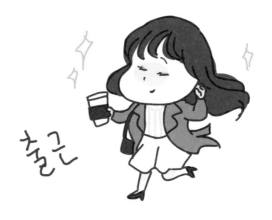

출근

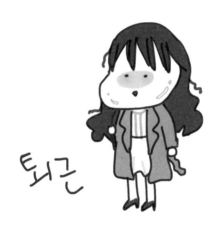

퇴근

상큼한 아가씨는 어디로 가고 좀비 한 마리가...

프리셉터

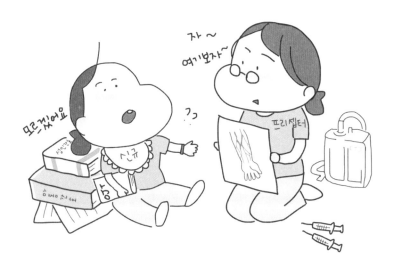

가까이 하기엔 너무 먼 당신

프리셉터(Precepter) : 신규간호사에게 병원 내 모든 업무를 1대1로 붙어서
알려주는 선배간호사.(흔히 회사에선 사수라고 부르는 사람.)

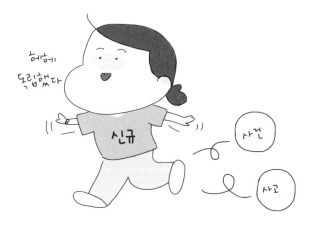

신규가 일하고
흘린일 주워담는건
선배목ㅅ

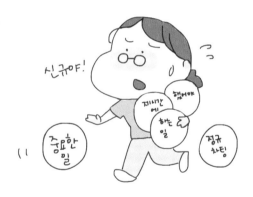

독립한 지 며칠 안 된 신규의 뒷감당은 선배의 몫

자가약

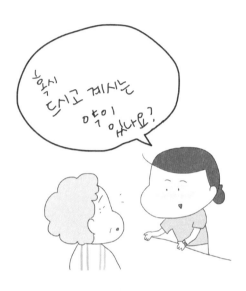

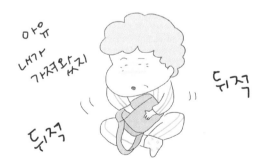

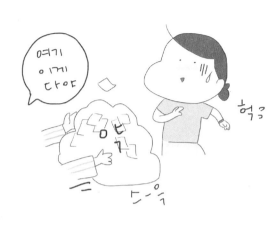

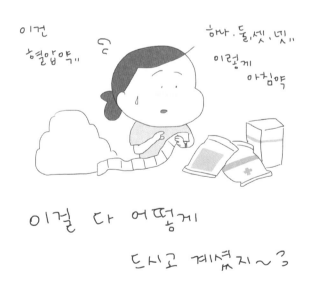

혈관, 너 얼마면 돼?

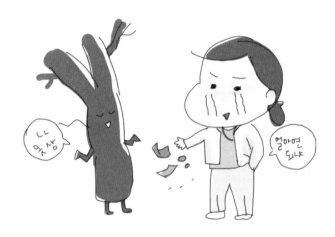

IV line 계속 fail하면
혈관 돈 주고 사오고 싶어진다 ㅠㅠ

IV line : 혈관주사 놓는 것. (흔히 링겔 놓는다고 하죠?)

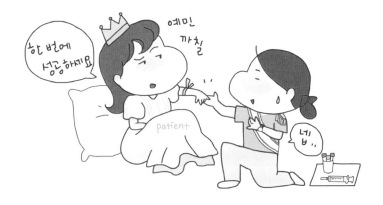

가끔 내가 간호사인지 하녀인지

가위는 어디로 가는가?

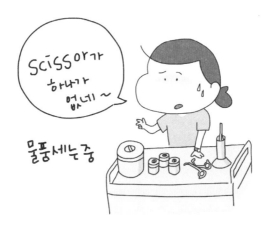

* scissor : 가위

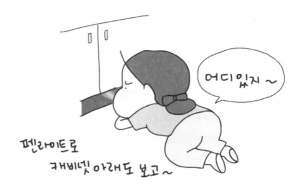

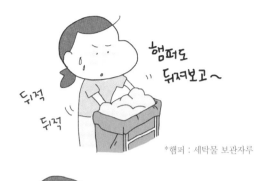

*햄퍼 : 세탁물 보관자루

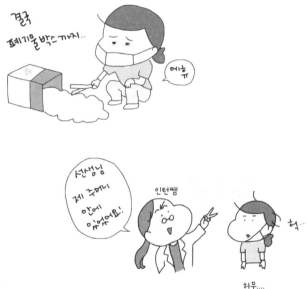

병동에서는 매 듀티마다 제일 아래 연차 간호사가 병동 물품들을 카운트 하는데 그중에 하나라도 없어지면 그 듀티번과 전듀티번이 개인적으로 사 놔야 해요. 그래서 쓰레기통까지 뒤지는 건 비일비재(가격이 꽤나 비싸요). 물건을 쓰고나면 꼭 제자리에 놓아주세요!

약물들 사이 더러워지는 나

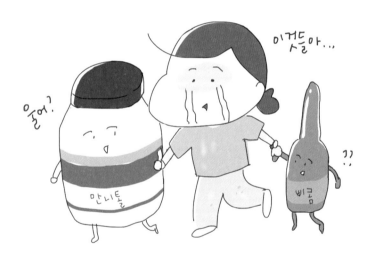

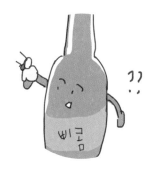

삐콤(Beecom) : 노란색 약물의 비타민제제. 앰플을 열 때나 수액과 섞을 때 노란색이 유니폼에 종종 튀곤 한다.

만니톨(Manitol) : 삼투압이뇨제 또는 혈장대용액으로 사용되며, 급성신부전, 뇌부종의 치료에 사용되는 약물.

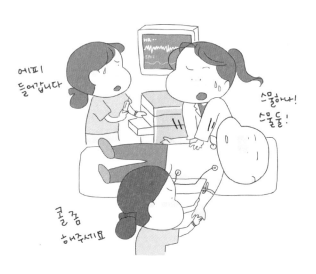

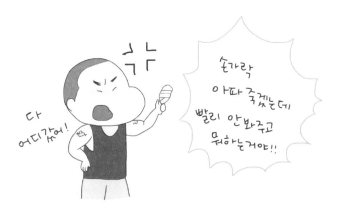

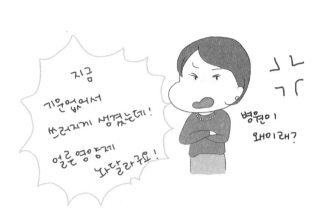

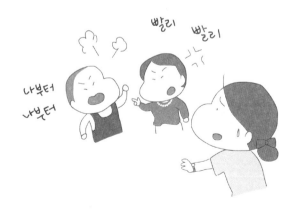

숨바꼭질

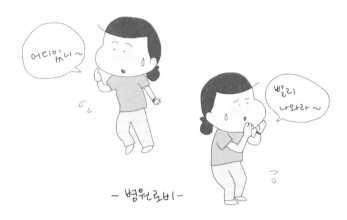

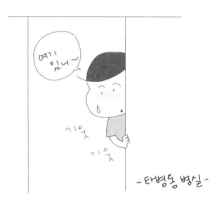

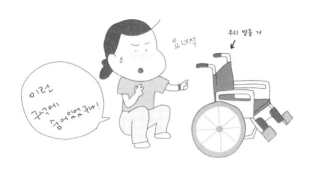

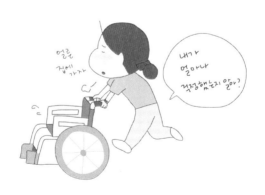

병동에서 소유하고 있는 휠체어는 병동 소유이기 때문에 쓰시고 나면 꼭 제자리로.
그렇지 않으면 병원 곳곳을 숨바꼭질하듯 찾아야 한답니다. T-T

금식
....

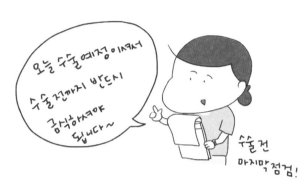

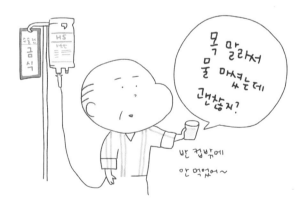

아니요, 물도 안되는데.

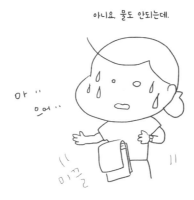

아 ˙˙
ㅇ어˙˙

마려

수술 전, 혹은 시술 및 검사 전에는 금식이 필요하여
금식하라고 안내하고 금식안내판까지 붙여놓건만...

금식 기간에는 물도 마시면 절대 안됩니다. 건강을 위해 조금만 참아주세요~

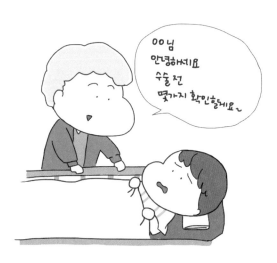

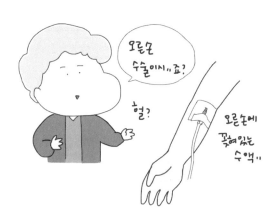

간호사의 시간은 빠르게 흐른다

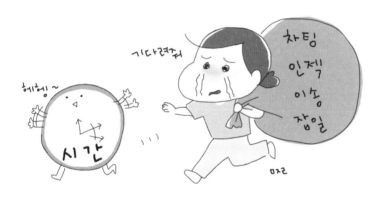

차팅(Charting) : 간호기록 하는 것

인젝(Inject) : 주사 놓는 것

이송 : 환자를 수술실, 검사실 등으로 이송하는 일

별걸 다 확인하는 우리

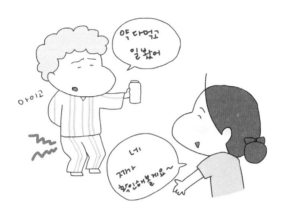

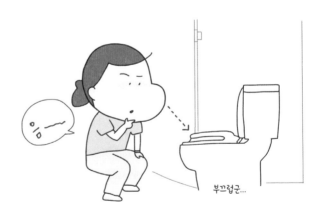

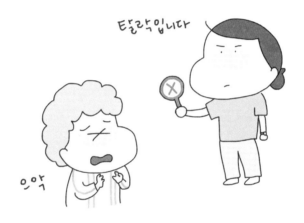

대장내시경 검사 시 장을 비워야 해서 장을 비우는 세장제를 복용하는데, 변이 맑은 물처럼 나오는지 간호사가 확인할 때도 있다. 장이 완벽하게 비워지지 않으면 내시경 검사를 못하고 돌아가는 경우도 간간이 있다.

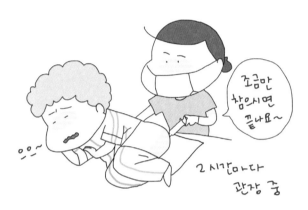

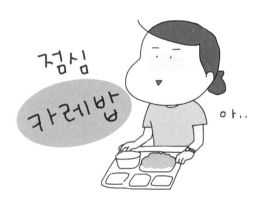

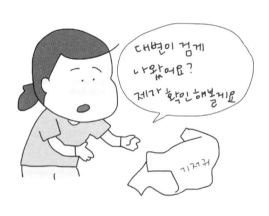

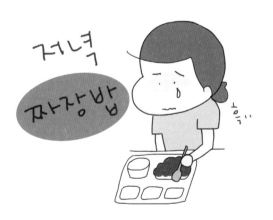

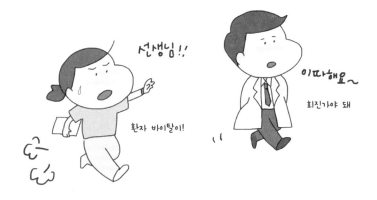

인계 전 report 전쟁

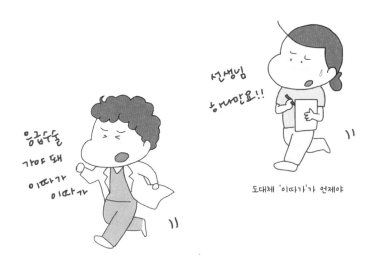

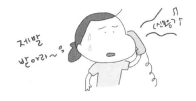

간호사들은 매 듀티마다 환자상태에 대해 인수인계를 하는데 그 전까지 의사한테 노티파이(notify : 환자상태를 알리거나 보고하는 것)를 하여 다음번 듀티가 일을 잘 시작할 수 있도록 마무리지어야 한다.

Call Bell

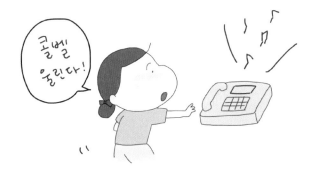

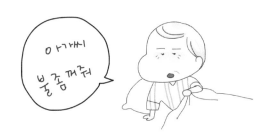

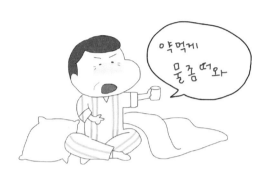

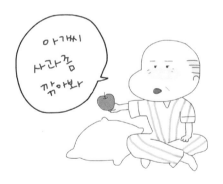

다람쥐 환자

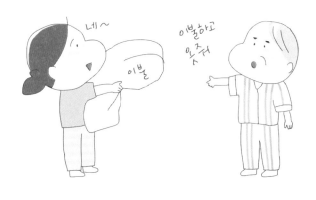

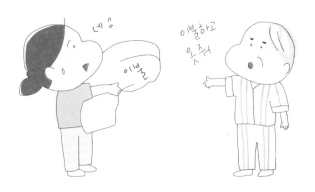

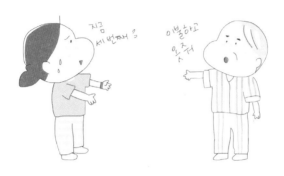

다람쥐처럼 이불을 모으시는 환자님.
모아서 어디에 쓰시는 걸까?

이불과 베개는 환자 1인당 1개가 규정입니다 :)

어딨어?

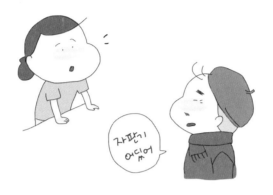

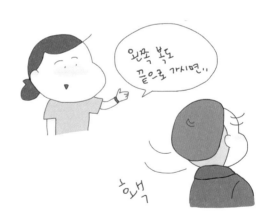

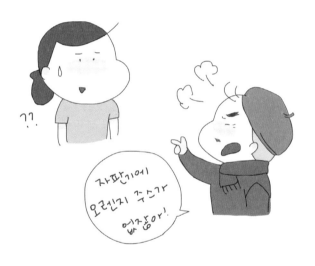

자판기에 오렌지 주스가 없는 것이
저희 탓은 아닙니다. ㅜ_ㅜ

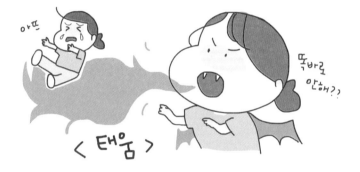

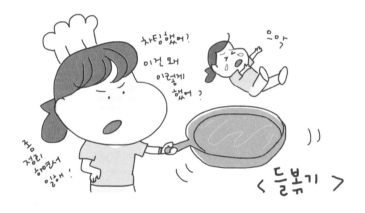

태우다 : 일을 잘 못하고 미숙한 후배를 들들 볶고 갈구는 것을 불에 활활 태우는 것 같다고 하여 부르는 간호사들의 은어.

라면

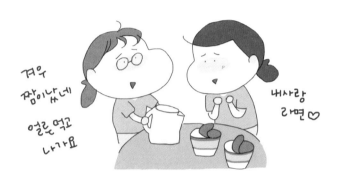

겨우
짬이났네

얼른 먹고
나가요

내사랑
라면♡

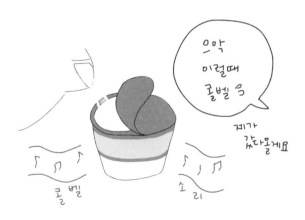

으악
이럴때
콜벨 ♬

콜벨

소리

제가
갔다올게요

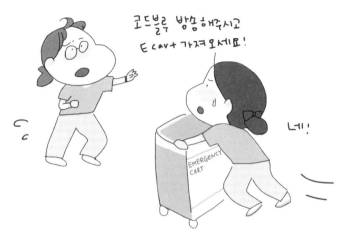

코드블루 방송해주시고
E Cart 가져오세요!

네!

EMERGENCY CART

* 코드블루 : 심정지환자 발생 시 의료진을 호출하는 신호
* E-cart : Emergency cart 응급상황시 쓰이는 응급카트

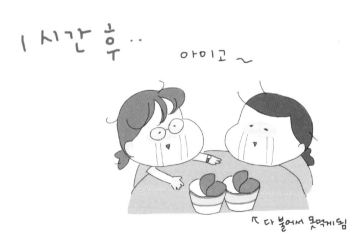

1시간 후..

아이고~

↖다 불어서 못먹게됨

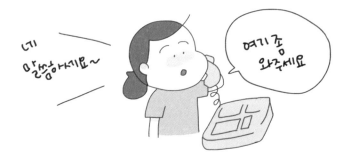

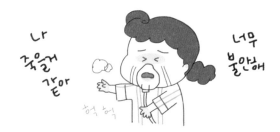

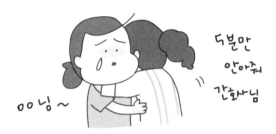

두분만
안아줘
간호사님

OO님~

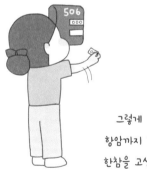

506

그렇게 진단받을 때부터
항암까지 같이 했던 환자분은
한참을 고생하다가 돌아가셨다

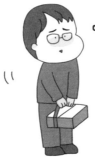

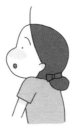

안녕하세요

00님
보호자분!

00님께서 돌아가신지
일주일 정도 지났을 때

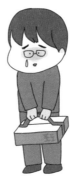

아내가
간호사님들께
신세 많이 졌습니다

진심으로 간호해주셔서
그동안 정말
감사했습니다

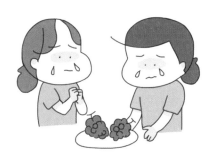

그렇게

보호자분이 사다주신

포도를 보고 모두가 눈시울을 붉혔다

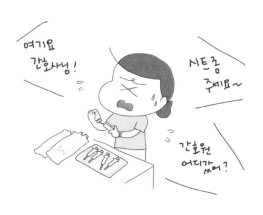

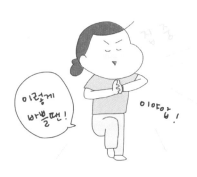

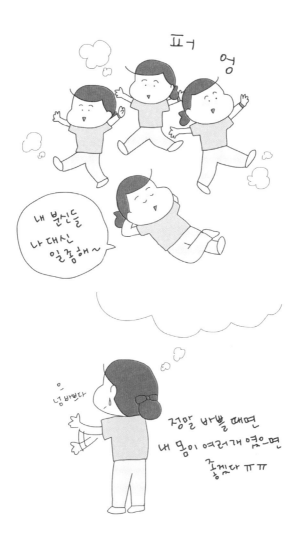

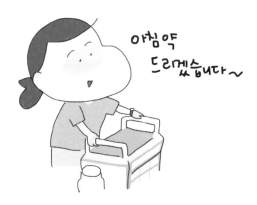

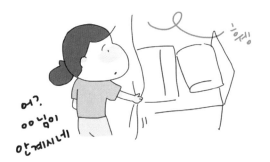

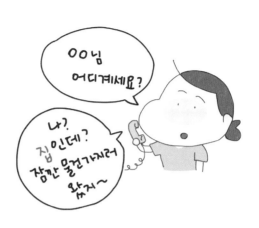

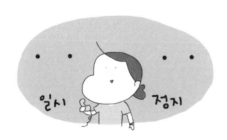

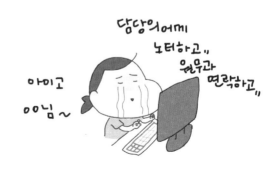

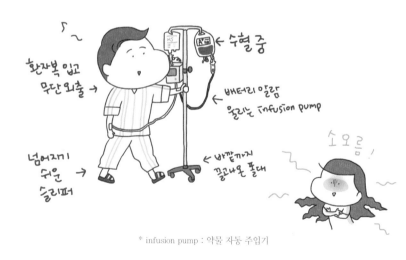

* infusion pump : 약물 자동 주입기

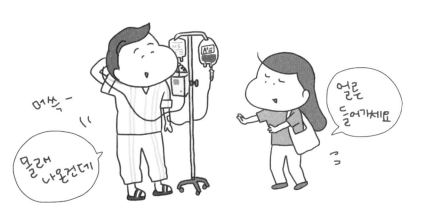

제발 환자복 입고 수액을 맞으며 길거리에 돌아다니지 말아주세요.
위험합니다.

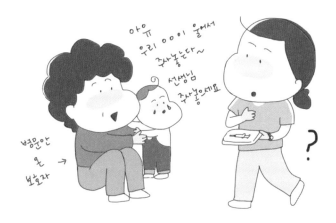

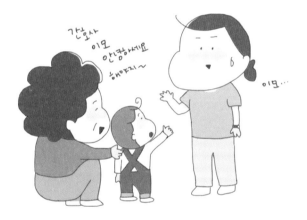

대학을 갓 졸업한 신규 간호사들은 이제 갓 23~24살 정도
하지만 직장인이라는 이유만으로 이모소리 들으면 조금은 나이 들어버린 느낌?

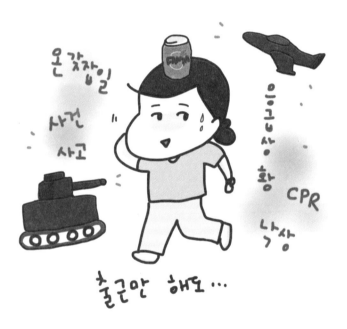

환타 = '환자를 타는 사람'

간호사들끼리의 은어.

그 사람이 일하면 무척 바빠지고 응급상황에 심폐소생술에

온갖 사건사고가 끊이지 않는다.

유비무환

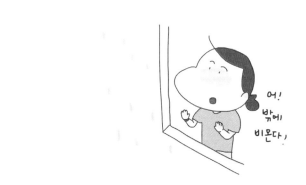

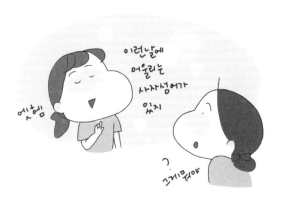

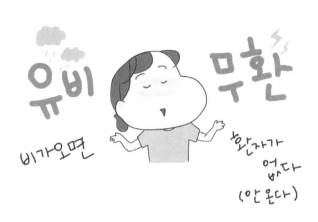

유비 비가오면

무환 환자가 없다 (안 온다)

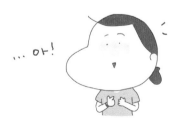

... 아!

비오는 날 밖에 나가기 싫은 건 환자들도 똑같나 봅니다.

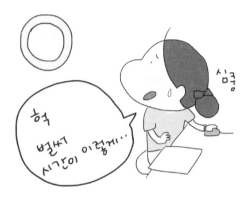

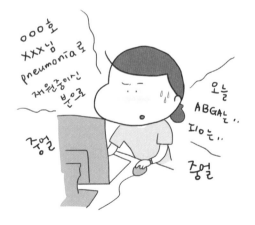

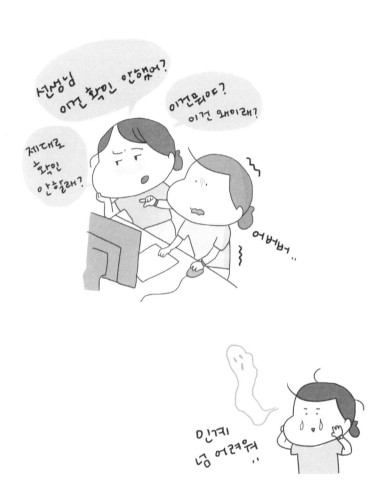

Pneumonia : 폐렴.

ABGA : 동맥혈가스검사, 신체의 산소공급 상태를 파악.

I/O : 섭취량/배설량을 체크하는 것.

귀여운(?) 실수
....

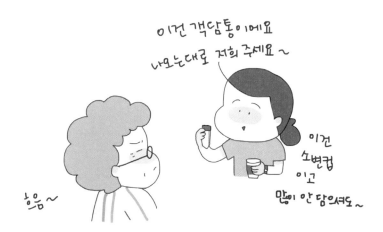

이건 객담통이에요
나오는대로 저희 주세요~

음음~

이건
소변컵
이고
만이 안 담겨도~

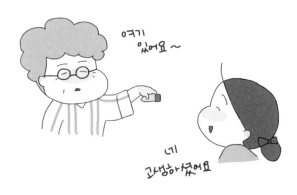

여기
있어요~

네
감사합니다

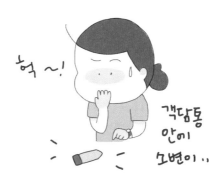

헉 ~!

객담통
안의
소변이..

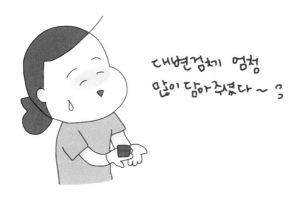

대변검체 엄청
많이 담아주셨다 ~?

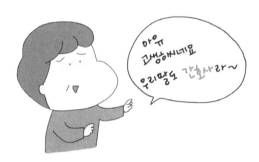

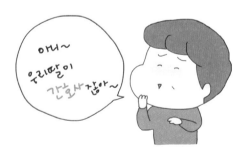

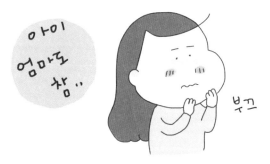

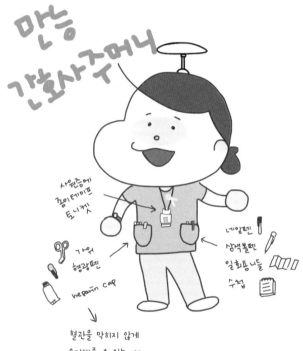

만능
간호사주머니

사원증에
종이테이프
토니켓

가위
형광펜

heparin cap

혈관을 막히지 않게
유지해줄 수 있는 cap

네임펜
삼색볼펜
일회용니들
수첩

늘 돌아다니며 일하고 서서 일하는 시간이 대부분이어서
간호사 주머니엔 항상 필요한 물품들을 구비하게 돼요^_^;

핑크색 양말

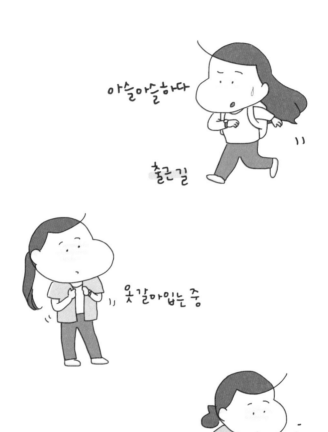

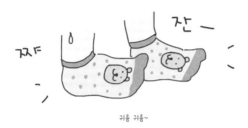

짜 잔 ㅡ

귀욤 귀욤~

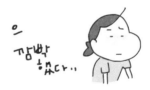

으 깜빡 했다..

간호사들은 흰 유니폼 및 흰 간호화에 맞춰 흰색 양말을 신어야 하는데
간혹 실수로 컬러풀한 양말을 신고 나올 때가 있어요
(내 방 서랍엔 온통 민무늬의 흰 양말만 가득히.)

터진 머리망

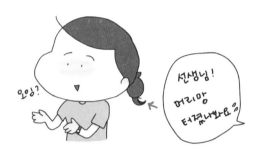

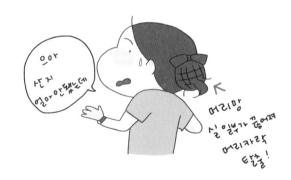

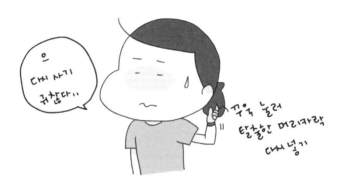

머리망이 터져도 손으로 꾹꾹 눌러 넣고 모르는 척.

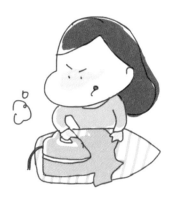

정말 귀찮은 유니폼 다림질

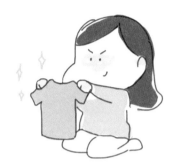

기분 좋게 칼주름 잡힌 날이면

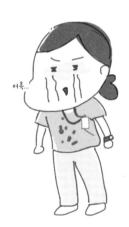

어흑...

항상 뭐가 묻는 것이다ㅠㅠ

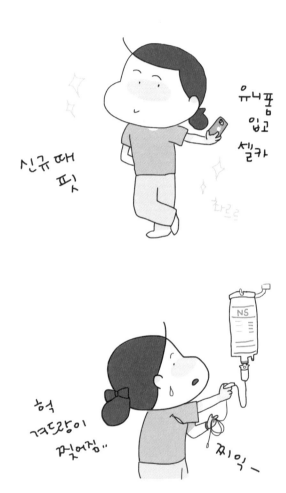

불편해~

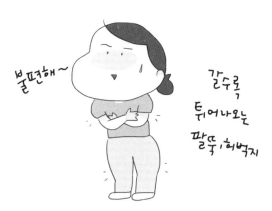

갈수록
튀어나오는
팔뚝, 허벅지

백살
때문에

지퍼
자동오픈

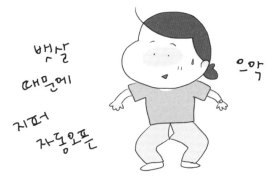

으악

부끄럽지만 이것이 현실!

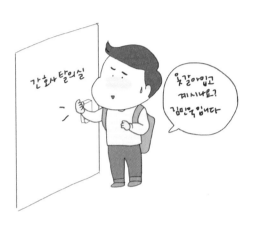

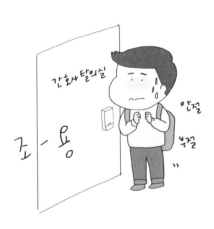

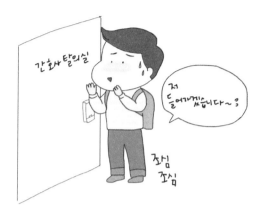

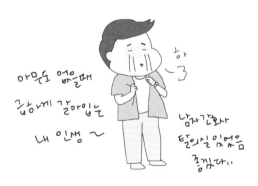

예전에는 이런 고충이 있었으나
지금은 남자 간호사들이 많아져 탈의실이 따로 있다.

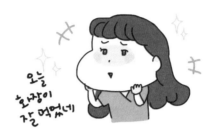

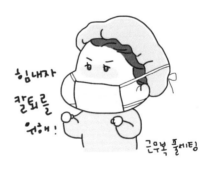

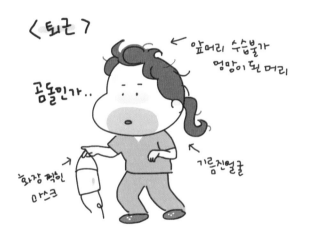

〈퇴근〉

곰돌인가..

앞머리 수습불가
엉망이 된 머리

화장 찍힌
마스크

기름진얼굴

수술실 간호사들은 무균 상태를 유지하기 위해
무균 수술가운, 모자, 마스크, 장갑 등을 착용하고 근무를 한다.
8시간 이상 마스크를 착용하고 나면
아침에 한 화장은 몽땅 지워지고 퀭하고 거무틱틱한 내 모습만....

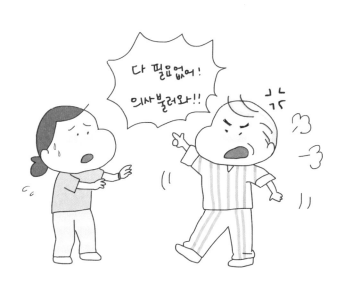

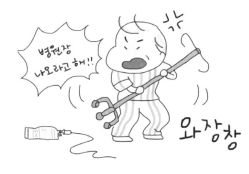

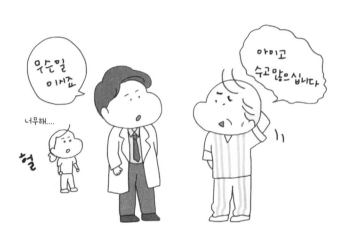

어떤 환자들은 간호사한테는 소리를 지르며 컴플레인을 하다가
흰 가운을 입은 의사가 오면 고분고분해진다.

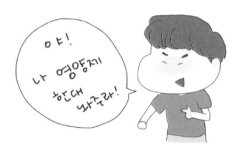

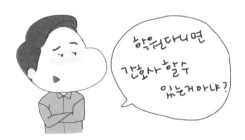

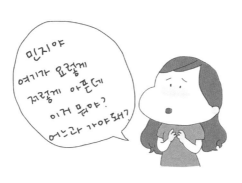

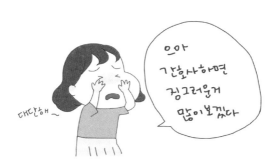

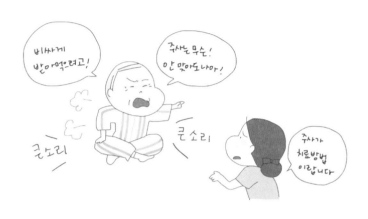

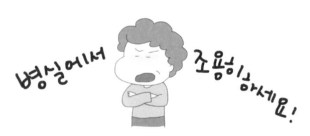

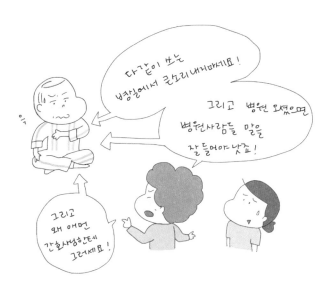

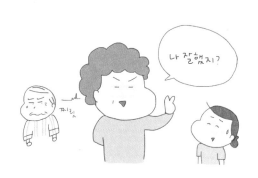

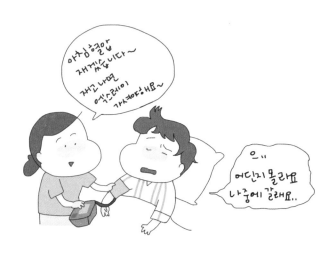

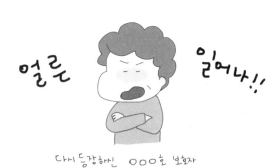

다시 등장하신 OOO호 보호자

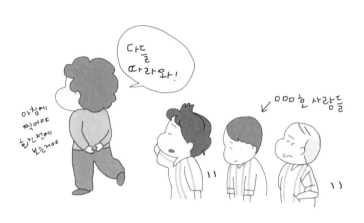

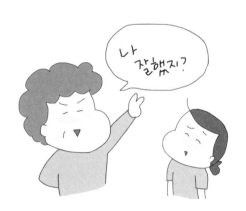

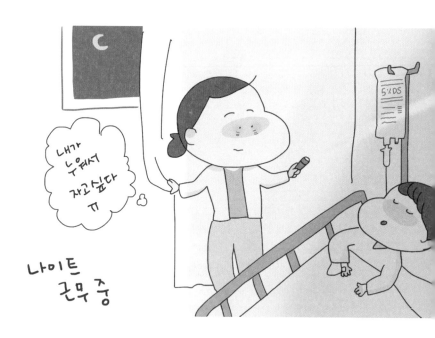

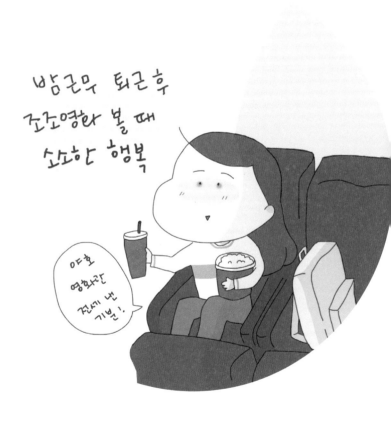

직업병

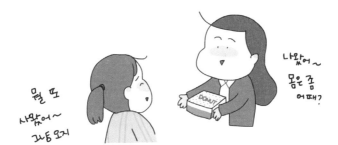

멀 또
사왔어~
과등요지

나왔어~
몸은 좀
어때?

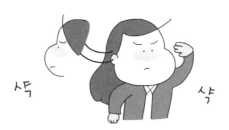

샥둑   샥

알콜솜
주워서
버려주기

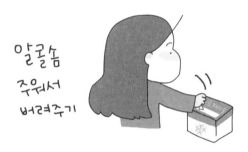

오물
처리실
문 닫아주기

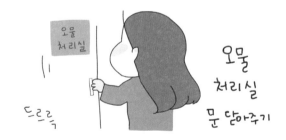

오~

여기는
안내문도 있네~

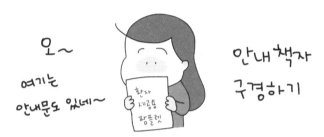

안내책자
구경하기

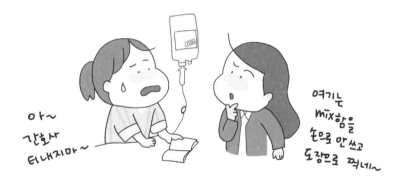

아~
간호사
티내지마~

여기는
mix함을
손으로 안 쓰고
도장으로 찍네~

응급출근

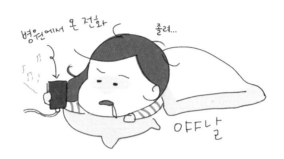

병원에서 온 전화

졸려...

OFF날

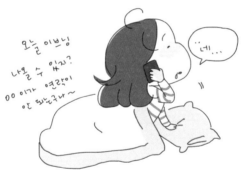

오늘 이브닝
나올 수 있지?
OO이가 연락이
안 되는구나~

네...

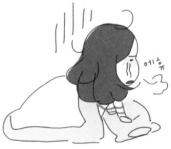

에휴

* OFF 날 = 쉬는 날

다른 근무자가 응급 병가에 들어가거나
갑자기 일이 생겨 출근을 못할 경우
오프자가 대신 근무를 하는 경우도 종종 있음

칼퇴의 요정

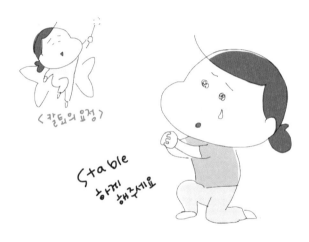

〈칼퇴의 요정〉

Stable
하게 해주세요

Stable : 평온하다. 특별한 사건사고 없이 루틴업무들만 하며 평탄하게 지나가는 걸 의미한다.

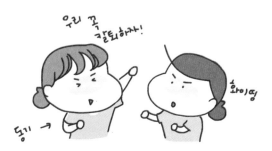

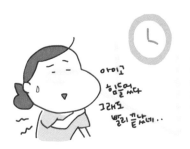

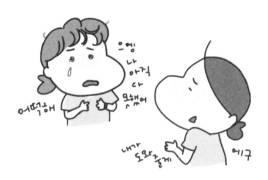

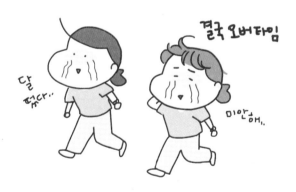

늘 한두 시간 이상씩 오버타임
(근무 외 시간까지 근무하는 것은 기본.)

늘 기다리게 해서 미안해

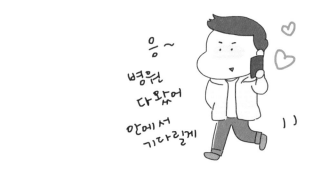

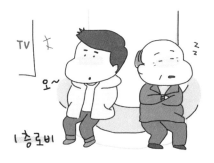

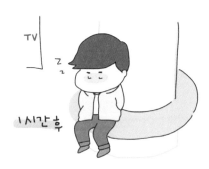

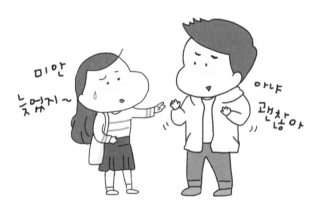

퇴근 후 남자친구와 약속 있을 때 오버타임은 기본이라
늘 한두 시간씩 기다리게 했던 남자친구,
항상 미안합니다ㅠㅠ

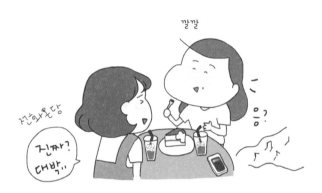

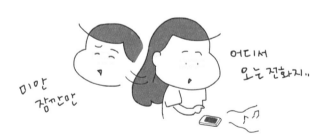

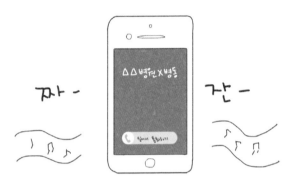

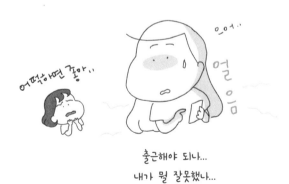

출근해야 되나...
내가 뭘 잘못했나...

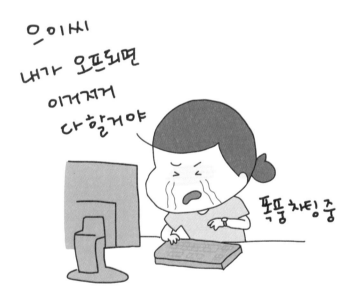

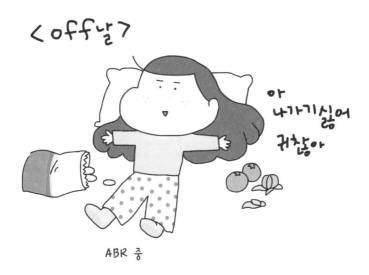

＜off날＞

아 나가기싫어 귀찮아

ABR 중

차팅(Charting) : 간호사들이 환자들의 상태를 기록하는 간호기록

ABR : Absolutely Bed Rest. 절대적인 침상안정

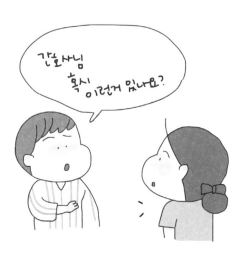

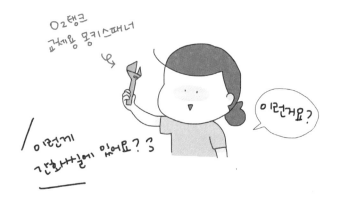

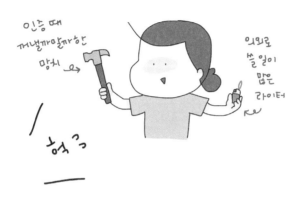

인증 때 꺼낼까말까한 망치 ➘

의외로 쓸 일이 많은 라이터

헉?

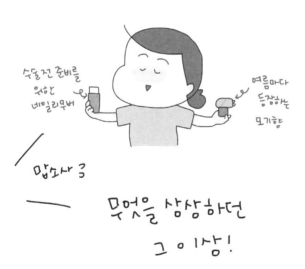

수술전 준비를 위한 네일리무버

여름마다 등장하는 모기향

맙소사?

무엇을 상상하던
그 이상!

드라마는 드라마일 뿐

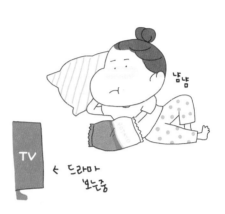

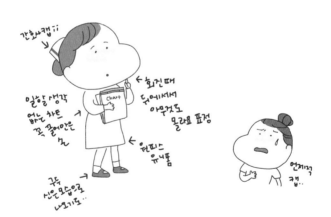

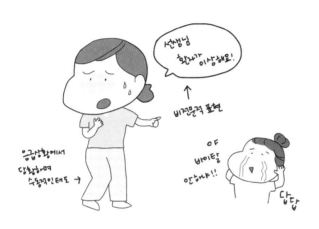

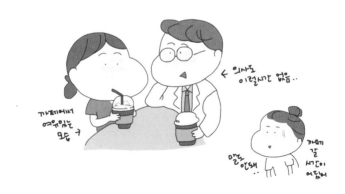

오프 날엔 교육이지!

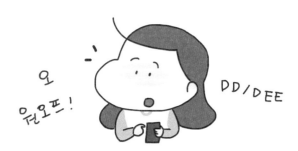

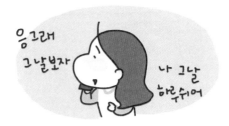

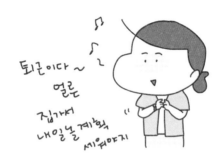

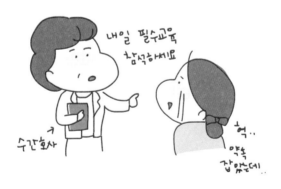

별로 많지도 않는 오프 날엔 꼭 교육을 듣게 되는데,
교육을 듣기 위한 오프를 따로 주지는 않는다.
그러다 보니 내 연차를 써서 교육을 듣는 경우도 비일비재하나.

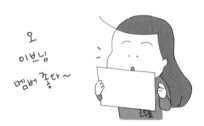

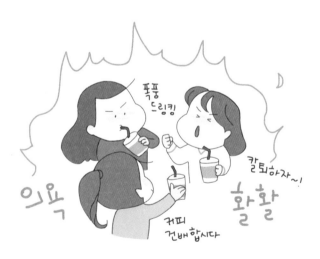

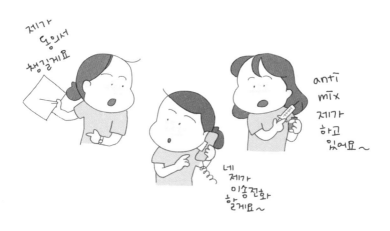

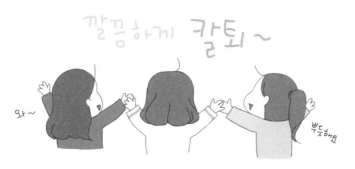

마음 맞는 사람들과 일하면
말하지 않아도 손발이 착착 맞는다

감기

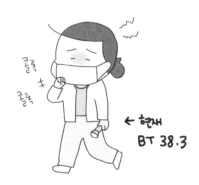

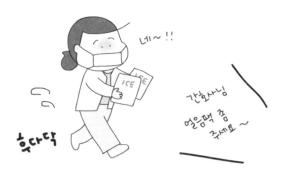

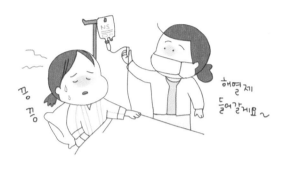

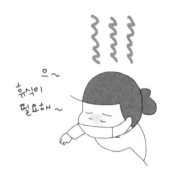

간호사도 간호가 필요할 때가 있다

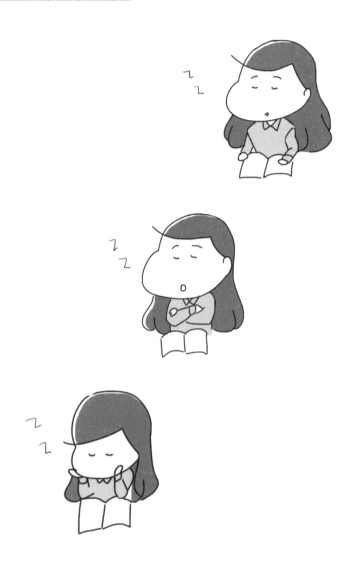

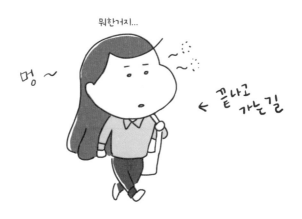

멍~

뭐한거지...

← 끝나고 가는길

보수교육 : 간호사들이 1년에 한번씩 필수로 들어야 하는 필수 직무교육. 8시간 동안 꼼싹 앉고 들어야 하는 교육이라 활동적인 일을 하는 간호사들에겐 고역 같은 시간입니다. 차라리 일하는 게 낫다라는 얘기도 종종하곤 하죠.

인증, 그 참을 수 없는 존재의 무거움

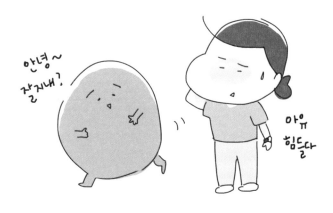

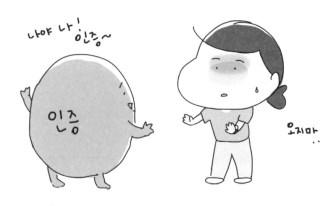

의료기관 인증제 : 의료기관 인증제는 보건복지부에서 시행하는 국제수준의 인증기준에 따라 의료서비스의 질 향상과 환자의 안전관리 수준을 평가하여 의료의 질과 환자안전의 수준을 신뢰할 수 의료 기관임을 인정하는 제도. 업무 외 인증을 준비하는 시간과 노력이 많이 들어 바쁜 시기.

걸어왔어요

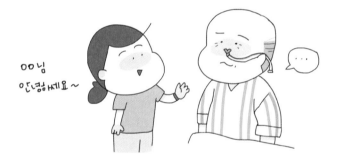

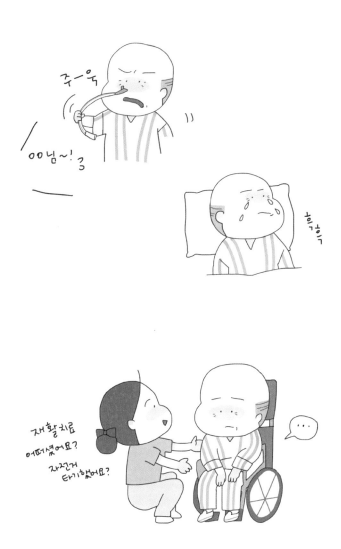

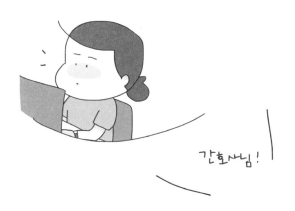

간호사님!

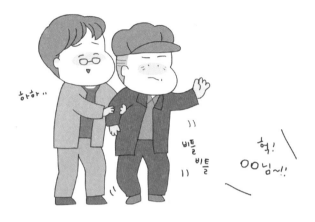

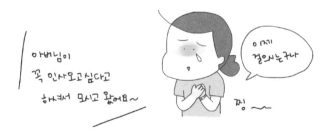

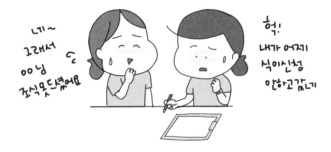

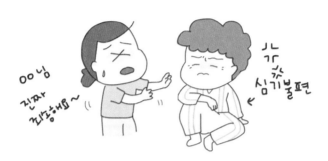

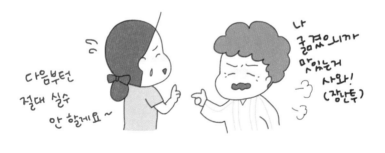

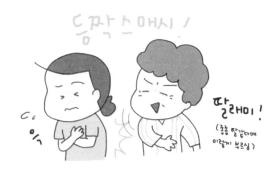

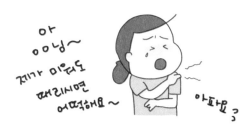

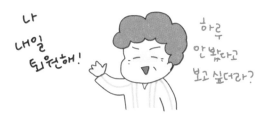

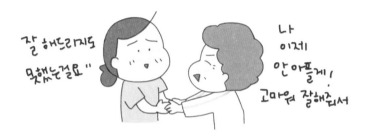

나를 보고 싶었다며
고마워하는 환자를 보며
오늘도 힘을 얻는다

안녕, 간호사

초판1쇄 2018년 10월 1일 **초판5쇄** 2024년 10월 7일 **지은이** 류민지 **펴낸이** 한효정 **편집교정** 김정민 **기획** 박자연, 강문희 **디자인** 화목 **마케팅** 안수경 **펴낸곳** 랄라북스 **출판등록** 2004년 9월 16일 제 320-2004-54호 **주소** 서울 영등포구 선유로 43가길 24 104-1002 (07210) **이메일** prunbook@ naver.com **전화번호** 02-2671-5663 **팩스** 02-2671-5662
홈페이지 prunbook.com | facebook.com/prunbook | instagram.com/prunbook

ISBN 978-89-6782-083-1 03510
ⓒ 류민지, 2018, Printed in Korea